# CONSEILS

## AUX MÈRES DE FAMILLES

OU QUELQUES

### CONSIDÉRATIONS PRATIQUES

SUR LA MORTALITÉ

DES NOUVEAU-NÉS ET DES JEUNES ENFANTS

PAR

## Le Docteur E. PICARD

Médecin en chef de la maison de santé de la Malgrange, près Nancy,
Membre fondateur de la Société des conférences anatomiques de Lyon,
Membre correspondant de la Société médicale d'émulation de Montpellier.

SAINT-NICOLAS ET NANCY

TYPOGRAPHIE DE N. COLLIN

—

1874

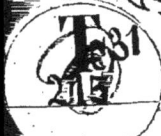

# CONSEILS

## AUX MÈRES DE FAMILLES

OU QUELQUES

## CONSIDÉRATIONS PRATIQUES

SUR LA MORTALITÉ

DES NOUVEAU-NÉS ET DES JEUNES ENFANTS

PAR

### Le Docteur E. PICARD

Médecin en chef de la maison de santé de la Malgrange, près Nancy,
Membre fondateur de la Société des conférences anatomiques de Lyon,
Membre correspondant de la Société médicale d'émulation de Montpellier.

SAINT-NICOLAS ET NANCY

TYPOGRAPHIE DE N. COLLIN

—

1874

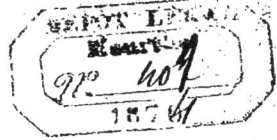

# INTRODUCTION

Dans les premiers mois de notre séjour à la Grand'Combe, où nous exercions au titre de médecin de la Compagnie des mines houillères, nous avons été, comme tous les jeunes praticiens du reste, frappé du chiffre élevé de la mortalité infantile. Notre premier soin, par conséquent, a été de rechercher scrupuleusement quelles étaient les causes de cette triste hécatombe, que l'on ne rencontre que chez l'être le plus élevé de l'échelle animale et le plus perfectible. Nous avons été conduit à classer ces dernières sous trois chefs : 1° *causes afférentes à la nature humaine* ; 2° *causes afférentes aux maladies* ; 3° *causes afférentes à l'hygiène*.

Sur les premières, nous ne dirons rien, nous laisserons aux moralistes et à des plumes plus autorisées que la nôtre le soin de traiter la question ; nous resterons exclusivement dans le domaine de la médecine.

Les affections que nous avons observées n'offrent rien d'insolite, elles sont là ce qu'elles sont ailleurs ; mais c'est surtout dans la négligence des règles de l'hygiène qu'il faut voir la principale cause du mal. Ainsi, par exemple, l'allaitement mal entendu peut à lui seul amener la mort en provoquant le catarrhe aigu de l'estomac, l'entero-colique, le rachitisme, etc... etc....

Qui peut y apporter remède ? Le médecin.

Nous le dirons sans réserve, on se repose trop sur la Providence dans les maladies des enfants ; nous avons entendu répéter mainte et mainte fois :

*L'enfant doit mourir ou guérir, le médecin n'y peut rien.*

Dans les maladies le médecin peut tout ; dans les règles de l'hygiène, il n'y a que lui de compétent, et la mère intelligente dont nous serions loin de vouloir amoindrir le rôle.

La mortalité infantile est très-grande dans le département du Gard, comme dans tout le midi, du reste, cela tient principa-'lement à la fréquence des gastro-entérites ; mais à la Grand'-Combe, comme dans tous les centres industriels, elle est encore plus forte, grâce à l'agglomération, aux mauvaises conditions des logements et à l'incurie de beaucoup de mères de famille.

Voici le tableau comparatif du chiffre de nos décès et de celui des naissances pendant la période de 12 mois.

Tableau des naissances et des décès par mois, du 1ᵉʳ juin 1873 au 31 mai 1874.

| NAISSANCES | DÉCÈS. | | |
|---|---|---|---|
| | de 0 à 1 an. | de 1 à 5 an. | Total. |
| Juin.. . . . . . . 9 | 1 | 3 | 4 |
| Juillet . . . . . . 13 | 2 | 4 | 6 |
| Août. . . . . . . 6 | 10 | 7 | 17 |
| Septembre . . . . 16 | 7 | 4 | 11 |
| Octobre . . . . . 14 | 5 | 3 | 8 |
| Novembre . . . . 13 | 3 | 2 | 5 |
| Décembre. . . . . 12 | » | 5 | 5 |
| Janvier . . . . . . 10 | » | 6 | 6 |
| Février. . . . . . . 12 | 1 | 4 | 5 |
| Mars . . . . . . . 9 | 4 | » | 4 |
| Avril . . . . . . . 8 | 2 | 1 | 3 |
| Mai . . . . . . . . 6 | 2 | 3 | 5 |
| Totaux. . . . . . 128 | 37 | 42 | 79 |

Ce qui nous donne comme point de comparaison avec les

décès du département, en adoptant les formules suivantes :

$$\frac{D0\ldots1}{P0\ldots1} \times 1000 \quad \text{et} \quad \frac{D1\ldots5}{P1\ldots5} \times 1000,$$

| | Gard | Gr'-Combe |
|---|---|---|
| Mortalité de 0 à 1 an sur 1000. . . . . . | 258 | 352,7 |
| «  de 1 à 5 ans  «  . . . . . . | 70,4 | 153 |

N. B. — D0...1 désigne les décès de 0 à 1 an ;

D1...5 les décès de 1 an à 5 ans ;

P0...1 qui est la population moyenne des enfants, peut se déduire du chiffre des naissances vivantes, S0, selon la formule :

P0...1 = (2 S0 — D0...1) 0,479

P1...5 selon la formule :

P1...5 = [2 S0 — (2 D0...1 + D1...5)] 1,96.

Tout d'abord, à l'inspection de notre tableau, nous voyons que ce que nous disions de la négligence des règles de l'hygiène, comme principale cause de la mortalité, est vrai.

En effet, le mois d'août nous a fourni 17 décès ; c'est un chiffre qui n'a rien d'anormal, eu égard à la population ; c'est le moment des entero-colites et du choléra-infantum, par conséquent ce sont les autres mois qui sont chargés à l'excès, là où ces affections sont peu à craindre, et où, par conséquent, tout doit être imputé au défaut de soins.

Des motifs particuliers nous ayant éloigné de la Grand'-Combe, nous n'aurons pas la satisfaction de pouvoir constater les améliorations que nous aurions pu obtenir, et la diminution dans le chiffre de la mortalité ; mais du moins nous serons heureux si ce modeste travail, et les avis que nous n'avons cessé de donner aux mères, auront produit quelque bon résultat.

Nous avons divisé notre sujet ainsi qu'il suit :

# CHAPITRE PREMIER.

Maladies
1° Catarrhe aigu de l'estomac (choléra-infantum) ;
2° Entero-colite ;
3° Rougeole ;
4° Eclampsie ;
5° Méningite simple et méningite granuleuse ;
6° Rachitisme.

Elles sont classées suivant leur ordre de fréquence et le nombre de décès résultants. Nous n'en tracerons qu'un tableau très succinct ; de plus longs détails pathologiques seraient un hors-d'œuvre, et ne viendraient en rien remplir le but que nous nous sommes proposé.

# CHAPITRE II.

Hygiène
1° Habitation ;
2° Vêtements ;
3° Propreté ;
4° Allaitement et alimentation.

# CHAPITRE PREMIER.

## CAUSES AFFÉRENTES AUX MALADIES.

1º *Catarrhe aigu de l'estomac.* — *Choléra infantum* (χολέρα, *gouttière*). — *Catarrhe aigu gastro-intestinal.*

Le lait est rejeté non caillé, le lait rejeté caillé indique qu'il y a surcharge gastrique, et non un catarrhe qui annihile les fonctions du suc gastrique ; les évacuations alvines sont vert-jaunâtre ; quelques-fois les vomissements manquent ; cercle autour des yeux ; à la fin les selles sont jaune-clair ou verdâtres, et enfin blanches (acides).

Bednar décrit un catarrhe aigu gastro-intestinal de forme plus grave, dans lequel il y a inégale répartition de la température.

Forme encore plus grave, le choléra-infantum, épaississement du sang, abaissement de la température, soif intense.

*Prophilaxie.* Lait frais deux fois par jour, ajoutez carbonates alcalins pour neutraliser les acides développés anormalement. Dans les 3 premiers mois de la naissance, le lait doit être étendu des 2/3 d'eau, dans les trois mois suivants de la moitié.

*Indication causale.* Ipéca avec prudence, car c'est un irritant qui ferait traîner le mal en longueur. Cependant, d'après Budge et Magendie, il agirait par absorption.

Jamais de purgatif dans le catarrhe simple.

Carbonates alcalins dans le cas de transformation des substances amylacées en acide lactique.

Lutter contre la décomposition des matières par le nitrate d'argent.

L'acide chlorhydrique, le tannin, la créosote, etc... Calomel à doses fractionnées.

Diète absolue.

Le suc gastrique, par son mélange avec le mucus, est devenu alcalin : suspendre le lait, donner des substances amylacées, *eau fraîche*. Niémeyer conseille l'eau dans laquelle on a fait bouillir de petits morceaux de viande enfermés dans une bouteille plongée dans l'eau à 100°.

*Choléra-infantum*. Froid sur le ventre. Frérichs prétend que les carbonates alcalins dans les périodes avancées augmentent la sécrétion du suc gastrique et diluent le mucus.

Underwood, du collége royal de Londres, 1786, un des premiers a dit : « il faut s'abstenir de poudres absorbantes « jusqu'à ce que la matière offensive ait été corrigée ou « détruite. »

Galien et Harris s'opposent à l'emploi de l'opium.


## 2° *Entero-colite.*


Siége surtout dans le gros intestin ; mauvaise hygiène, allaitement exagéré, sevrage trop précipité, etc.... Evacuations vertes ou séreuses, molesse des téguments ; excoriation des fesses, etc..... compliqués de muguet : toujours grave.

Révulsions sur le tube digestif, ipéca à doses fractionnées.

*Astringents*. Acide sulfurique. Eau de Rabel, 50 à 60 gouttes (Lepetit).

Bains salés, tannin, nitrate d'argent, alun, glycérine : 60 à 100 gr.

Entérite tuberculeuse : rare.

### 3° *Rougeole.*

Exanthème *accompagné d'éruption semblable sur les muqueuses en général.*

Fièvre, paupières gonflées, mucus nasal abondant, larmes, *muqueuse buccale piquetée, toux ferine* (bronchite morbilleuse).

Grave lorsqu'il y a des convulsions au début.

Pneumonie morbilleuse grave (granulations miliaires demi-transparentes).

Nous devons signaler, comme complications funestes, la *laryngite striduleuse et la laryngite œdémateuse, le catarrhe suffocant, etc....*

### 4° *Eclampsie.*

L'Eclampsie (convulsion) est le plus souvent symptomatique.

D'après les dernières recherches sur la pathogénie de cette affection, on peut affirmer que presque toutes les convulsions sont produites par une excitation morbide des nerfs périphériques se répercutant sur la moelle allongée ; il est vrai également qu'une anémie cérébrale peut produire le même résultat.

Par conséquent, les surcharges gastriques, la dentition, les vers, les blessures de la peau peuvent être le point de départ de l'éclampsie. La frayeur, toutefois, par une voie plus directe, peut amener les mêmes phénomènes.

Les causes prédisposantes tiennent à l'hérédité, au tempérament nerveux des parents, à l'épilepsie, à l'hystérie des ascendants, et se transformant directement chez les enfants, ou par atavisme en convulsions.

Lorsqu'un enfant a des insomnies fréquentes, des frayeurs nocturnes, qu'il pleure, change de couleur, agite les doigts, il est à la veille de convulsions.

Lorsqu'on reconnaît la cause, il faut la combattre, tout en luttant également contre l'élément nerveux : teinture de musc, asa fœtida, bromure de potassium, etc... . Ce dernier continué longtemps pour prévenir les retours.

Il est bon également de recommander aux nourrices de ne pas donner le sein pendant des moments de colère, ou immédiatement après ; les convulsions peuvent tirer leur origine de ce fait. Il nous semble impossible d'expliquer autrement que par un changement de composition chimique du lait, par l'interversion du grand sympathique, le préjudice porté à la santé de l'enfant allaité par une femme se trouvant sous l'influence d'impressions morales vives.

5° *Méningite simple et méningite granuleuse.*

Dans la méningite simple pas de prodromes, dans la méningite granuleuse changement dans les habitudes, l'enfant est maussade, taciturne, il a peur la nuit, etc.

Hippocrate dit, dans le t. V, p. 607, des coaques, 108 : « Chez « les enfants, une fièvre aiguë, la suppression des selles avec « insomnie, des sanglots, des changements de couleur, enfin, « la persistance d'une teinte rouge, sont les signes d'un état « spasmodique. »

Durée des prodromes : 8 jours à 1 mois.

2e *Période*. Céphalalgie, vomissements, constipation, yeux sensibles à la lumière, grincement des dents, pouls à 110, 120, *descendant quelquefois à 80 et même au-dessous* ; inspiration s'arrêtant pendant quelques secondes, dans les deux formes.

3ᶜ *Période*. Convulsion et paralysie. La mort arrive souvent avant la paralysie.

C'est au 14ᵉ ou 20ᶜ jour de la maladie que survient habituellement la mort.

Combattre la constipation : calomel à doses fractionnées, révulsifs, dérivatifs, séton, vésicatoire embrassant tout le cuir chevelu, réfrigérants.

### 6⁰ *Rachitisme.*

Nous ne ferons que signaler en passant cette triste infirmité de l'espèce humaine, qui ne dépend pas toujours de quelque vice héréditaire, mais bien plutôt et trop souvent du mauvais mode d'allaitement et d'alimentation.

# CHAPITRE II.

## CAUSES AFFÉRENTES A L'HYGIÈNE.

### 1° *Habitation.*

« Comme on fait son air on respire. »
(FONSSAGRIVES.)

Au sujet du logement, nous voulons seulement parler de l'air qui entoure l'enfant. Combien peu de chambres dans lesquelles ces êtres délicats doivent passer la nuit, remplissent les conditions indispensables pour une bonne hématose !

En effet, 500 litres d'air sont viciés en une heure par un homme ayant 18 mouvements respiratoires par minute. C'est-à-dire que cet air contiendra 4,3 pour 100 d'acide carbonique, sans compter les matières organiques en suspension dans la vapeur d'eau d'exhalaison, et l'oxyde de carbone produit de la combustion incomplète des lumières et du foyer. Il faut 10 mètres cubes par homme et par heure, par conséquent, pour 8 heures de nuit 80 mètres cubes. Si l'on considère la hauteur de la plupart des logements des cités ouvrières, telles que ceux de la Grand'Combe, il leur faudrait 6 mètres en longueur et autant en largeur, pour être dans des conditions suffisamment bonnes.

Comme l'a dit judicieusement M. Fonssagrives, l'air est toujours salutaire, les courants d'air ont seuls des inconvénients. Il faut donc, lorsqu'un enfant est au lit, et que le lit est protégé par des rideaux, ouvrir les fenêtres de temps à autre, sans aucune crainte ; surtout dans les fièvres typhoïdes et les maladies infectieuses : les enfants meurent empoisonnés par leurs propres exhalaisons.

## 2° *Vêtements.*

> « Qui voudra ramener les vestements
> « à leur vraye fin, qui est le service
> « et la commodité du corps ? »
>
> (MONTAIGNE.)

Nous empruntons à Underwood, un anglais de la fin du 18e siècle, le passage suivant :

« ..... Mais si cet enfant est faible, faut-il pour cela le serrer « dans des bandes sous prétexte de le soutenir et de le fortifier ? « Cet enfant n'est pour ainsi dire *qu'un trousseau de vaisseaux* « *tendres et délicats,* par lesquels il passe continuellement un « fluide qui doit être distribué sans trouble dans toutes les « parties du corps. Or, les vaisseaux sont, pour cette raison « environnés *d'un milieu doux et de peu de résistance,* capa- « ble de céder à la *renitence* de ce qu'ils contiennent. Il est « donc aisé de voir combien doit être nuisible une grande « pression sur une machine aussi délicate, et qui, avant la « naisance, flottait *dans un doux fluide.* »

En France on serre trop les enfants, en Angleterre, depuis Cadogan, on a fait un pas immense : Roseen, Hamilton, Armstrong ont fait faire de grandes réformes. D'après Hamilton les vêtements trop serrés ralentissent la circulation, s'opposent à l'accroissement de l'une ou de l'autre partie, donnent une mauvaise forme à d'autres ; souvent, lorsqu'un enfant emmailloté pousse des cris, c'est qu'il a un bras ou une jambe dans une mauvaise position.

Tout devrait se réduire à envelopper l'enfant dans une

couverture mollette et légère, fixée par des liens et jamais des épingles ; on peut y ajouter sans inconvénient quelques légers surtouts que recherche la coquetterie de la mère. Toutes les fois qu'on déshabille un enfant, il montre le plaisir qu'il a de se trouver à son aise.

Il faut pourtant rendre justice à certaines mères, qui se contentent aujourd'hui d'emmailloter leur enfant jusqu'aux aisselles et laissent les bras et le haut de la poitrine entièrement libres, à l'exemple de quelques anglaises ; c'est un pas de fait.

### 3° *Propreté.*

Ce point de l'hygiène, très-négligé, ne prête pas à de longs développements ; le bon sens dit tout : linges secs renouvelés à propos, poudre de riz ou de lycopode, etc... les excoriations provenant de la saleté, les rougeurs sont propres à entretenir le *relachement* des viscères et par suite les diarrhées.

Nous nous contenterons de citer sans commentaires ces deux aphorismes de M. Fonsagrives.

*« Une chambre bien tenue ne doit jamais avoir d'odeur. »*

*« Celle qui a la meilleure odeur est celle qui ne sent rien. »*

Nous ne pouvons nous dispenser de dire deux mots sur les bains au sujet desquels il y a eu tant de discussions et de contradictions.

En général, on est trop exclusif et pas assez pratique ; les uns bannissent complétement les bains, les autres en veulent trop, et parmis ces derniers il y a encore division au point de vue de la température du bain.

Hyppocrate (*deliquide usu*) avait parfaitement indiqué les effets et les résultats de l'immersion, suivant la température, l'influence des bains de mer, des bains d'eau douce, et les différences d'actions suivant les saisons. Ce n'est guère que du temps d'Asclépiade qu'on les introduisit dans la médecine thérépeutique. On peut lire aussi avec fruit ce qu'en dit Aristote (Probl §10, § 22 ; Politique : liv. 7, 17).

Il nous paraît superflu de dire que les bains sont non-seulement utiles, mais nécessaires. Quant à la température du bain, elle doit être, selon nous, plus élevée les premiers jours de la naissance : « la peau des enfants du premier âge reste long-« temps chargée et imprégnée de l'humeur muqueuse et du « sédiment des eaux de la matrice ; le grand défaut des enfants « est de ne pas transpirer assez pendant le premier âge. »

Si le bain est trop froid, les pores se ressèrent, la transpiration s'arrête, et comme disaient les anciens, *l'humeur reflue sur le centre et empoisonne les fluides.* Citons encore ce passage très instructif d'Hippocrate (*de alimento*, p. 333):

« S'il est plus salutaire que la transpiration ne soit pas « abondante, on est d'un autre côté plus exposé aux maladies, « lorsqu'on ne diminue pas assez la densité de la peau, pour « la rendre bien transpirable. Ceux qui transpirent beaucoup sont « plus faibles, mais mieux portants, et ils se tirent mieux des « maladies : ceux dont la transpiration se fait mal sont plus « robustes avant de tomber malades ; mais ils se tirent plus « difficilement des maladies. »

Plus tard on peut diminuer la température de l'eau, mais jamais au dessous de 25 à 30°. Les anciens donnaient des bains plus froids ; mais il faut observer que ceux qui se sont occupés de cette question habitaient des pays plus tempérés et plus chauds que le nôtre. La durée du bain ne doit pas dépasser 20 minutes à moins d'indications contraires dans lesquelles il n'y a que le médecin qui peut être juge. Nous en dirons autant des bains alcalins, salés etc....., qui rendront de grands services dans certaines affections.

#### 4° *Allaitement et alimentation.*

Généralement l'allaitement est mal compris des mères, le sevrage fait trop tôt, et les aliments mal choisis.

Les deux rapports lus à l'Accadémie de médecine et à la société de biologie, en 1866 et 1867, par MM. Odier et Blache, internes des hôpitaux de Paris, à propos des pesées régulières des nouveau-nés sont d'un grand enseignement, et nous désirerions vivement voir les mères pratiquer cette opération facile tous les jours dans les premiers mois de la naissance, et ensuite tous les huit jours au moins.

Pour édifier le lecteur quelques chiffres sont nécessaires :

Supposons un enfant pesant 3250 gr. ; les deux premiers jours il perdra 90 à 100 gr. par suite de l'excrétion du méconium ; du 4ᵉ au 7ᵉ jour il a repris son poids primitif ; il augmente ensuite de 20 à 25 gr. par jour pendant les 4 premiers mois ; il aura gagné par conséquent environ 2450 gr., de telle sorte qu'il devra avoir doublé de poids à la fin du 5ᵉ mois, c'est à dire qu'il pesera à peu près 6 kilos 500. Après les 5 premiers mois il gagne de 10 à 15 gr. par jour.

Avec ces données rigoureuses, la mère a l'éveille, prévient en cas d'écart le médecin qui juge des causes de la diminution du poids et y remédie.

Pourquoi les enfants ont-il de la diarrhée, des vomissements ou des selles vertes et caséeuses ? souvent parce que la mère s'est écartée des règles suivantes :

Tétées : le 1ᵉʳ jour . . . . . . . . . . 50 gr.
le 2ᵉ . . . . . . . . . . 150 gr.
le 3ᵉ . . . . . . . . . . 400 gr.
le 5ᵉ . . . . . . . . . . 550 gr.
les 4 premiers mois . . . . . . 550 gr. à 750 gr.
du 5ᵉ au 9ᵉ mois . . . . . . . .850 gr. à 950 gr.

Les chiffres que nous avons donnés sur le poids de l'enfant, et celui des tétées sont peut-être un peu au-dessous de la moyenne ; ce sont ceux des maternités où l'on rencontre beaucoup de filles mères et de mères coupables qui, n'étant pas toujours surveillées, désirent voir périr leurs enfants le plus tôt possible.

L'enfant doit téter 8 a 10 fois par jour, la première semaine, plus tard 6 à 7 fois.

Si l'enfant pleure, la mère lui donne le sein, elle l'endort, et il y a surcharge de l'estomac et vomissements, au lieu d'augmenter il maigrit.

Donne-t-elle moins de 400 grammme de lait, il y a des selles plus rares, elle dit qu'il est échauffé, donne du sirop de chicorée quand il ne faudrait que de la nourriture.

On doit se contenter de donner le sein toutes les trois heures le jour, et toutes les quatre heures la nuit ; si la mère donne toutes les deux heures, l'enfant est fatigué et ne digère pas.

Autre observation : le colostrum ou premier lait est destiné à faliciter l'évacuation du méconium, par conséquent les mères ne doivent pas le remplacer par de l'eau sucrée ou du thé.

Si la mère ne nourrit pas, que doit-elle faire ?

Prendre une nourrice remplissant toutes les conditions dont nous n'avons lieu de parler ici.

A défaut de nourrice quel lait doit-elle employer ?

Exposons dans un tableau synoptique la compositon des différents laits en usage.

|  | Femme | Anesse | Jument | Vache | Chèvre |
|---|---|---|---|---|---|
| Beurre . . . | 3,80 | 1,50 | 0,55 | 3,20 | 4,40 |
| Caséine. . . | 0,34 | 0,60 | 0,78 | 3 | 3,50 |
| Albumine . . | 1,30 | 1,55 | 1,40 | 1,20 | 1,35 |
| Sucre de lait. | 7 | 6,40 | 5,50 | 4,30 | 3,10 |
| Sels. . . . . | 0,18 | 0,32 | 0,40 | 0,70 | 0,35 |
| Eau. . . . . | 87,38 | 89,63 | 91,37 | 87,60 | 87,30 |

Le lait de la femme renferme peu de caséine, substance dont l'action sur les organes de la digestion doit être très-différente de celle qu'exerce l'albumine ; la caséine se coagule instantanément par l'action de très-faibles proportions de tous les acides qu'elle rencontre dans l'économie, tel que l'acide chlorhydrique, et elle ne se redissout que par un grand excès de ces mêmes acides.

Le lait qui présente les meilleures conditions est par conséquent le lait d'ânesse ; il renferme très-peu de caséine et beaucoup de lactose. M. Doyère observe qu'on obtiendrait du lait presque chimiquement semblable à celui de la femme, si l'on n'employait que le lait d'ânesse provenant de la seconde moitié ou du troisième tiers d'une traite ; de cette manière ce lait deviendrait riche en beurre ; la seule différence qui le sépare de celui de la femme est précisément la proportion du beurre.

Le lait de vache bû froid donne souvent la diarrhée et augmente la sécrétion urinaire ; chauffé, il n'a pas cet inconvénient.

Avant le lait de vache, vient le lait de jument qui contient également peu de caséine. Le lait de chèvre en contient beaucoup trop ainsi que de beurre.

Un mot sur le sevrage et l'alimention de transition : on ne doit pas sevrer avant le 12e mois, ou mieux entre la poussée des premières petites molaires et la venue des canines. Quelques semaines avant on peut donner une ou deux cuillerées de bouillon léger bien dégraissé, dans lequel on jette une pincée de semoule, de farine de riz ou de mie de pain. Jamais un enfant avant 15 ou 16 mois ne peut digérer la soupe, lui en faire prendre est une conduite homicide. On retire également beaucoup d'avantages de l'eau dans laquelle on a fait bouillir des morceaux de viande au bain-marie.

Jamais de nourriture la nuit.

Nous ne terminerons pas sans appeler l'attention sur une nouvelle préparation, la farine d'avoine d'Écosse, prônée par MM. Desjardin-Beaumetz et Hardy. Les résultats que nous avons obtenus par son emploi ont dépassé notre attente. C'est l'aliment qui se rapproche le plus de la composition chimique du lait ; en outre, il contient du fer et du phosphate de chaux, et par conséquent possède la propriété de prévenir ou d'arrêter la diarrhée.

Dans les colonies et en Angleterre, on l'emploie presque exclusivement, M. Beaumetz a fait ses expériences avec de la farine que M. James Long, président de la société des Quakers lui avait envoyée.

En conséquence, nous engageons vivement les mères de famille à en faire usage, soit lorsque leur lait sera insuffisant, soit concurremment avec l'allaitement au biberon, et à l'époque du sevrage.

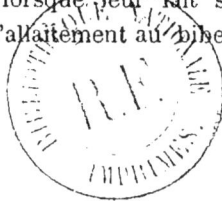

FIN.

SAINT-NICOLAS ET NANCY, IMPRIMERIE DE N. COLLIN.

www.ingramcontent.com/pod-product-compliance
Lightning Source LLC
Chambersburg PA
CBHW050443210326
41520CB00019B/6054